Streifenbilder 1

Legespiel für Senioren
Vorlagen zur Seniorenbeschäftigung

Thema: „Tierwelt"

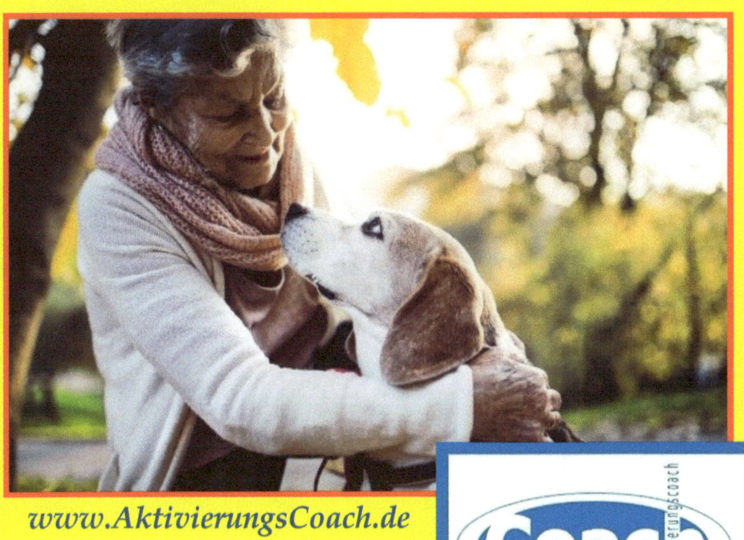

www.AktivierungsCoach.de

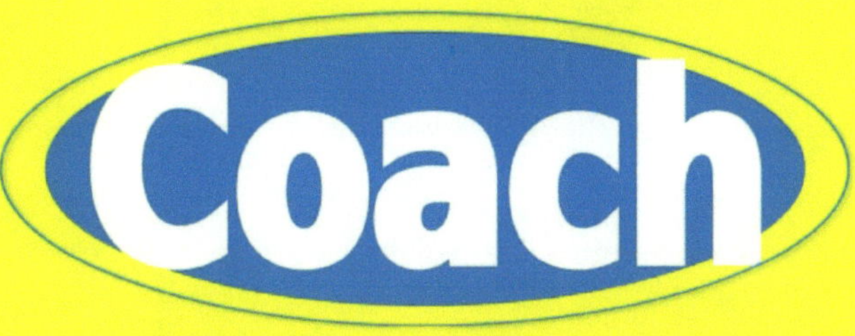

Copyright © 2018 by Denis Geier
Herstellung und Verlag: CreateSpace, USA
ISBN-13: 978-1727855395
ISBN-10: 1727855396

Quellenangabe: Autor: Denis Geier, Buchcover Foto „Seniorin & Pflegerin" © envato.com / bialasiewicz, Buchcover Foto der Streifenbilder: © envato.com / panuruangjan, Foto Seite 1: © envato.com / halfpoint, Foto Seite 3: © envato.com / koldunov, Foto Seite 5: © envato.com / photocreo, Foto Seite 7: „Hunde" © envato.com / koldunov & Foto Pferde © envato.com / photocreo,Foto Seite 9: © envato.com / byrdyak, Foto Seite 11: © envato.com / NERYX, Foto Seite 13: „Kühe" © envato.com / byrdyak & „Husky" © envato.com / NERYX,Foto Seite 15: © envato.com /magone,Foto Seite 17: © envato.com / master1305, Foto Seite 19: „Katzen" © envato.com / magone & „Giraffen" © envato.com / master1305, Foto Seite 21: © envato.com / panuruangjan,Foto Seite 23: © envato.com / annakhomulo, Foto Seite 25: „Papagei" © envato.com / panuruangjan & „Katze in Tasse" © envato.com / annakhomulo.

Liebe Kolleginnen und Kollegen,

bevor Sie diese einfachen Streifenbilder Ihren Bewohnern anbieten, müssen Sie die Vorlagen (Streifenbilderteile) fein säuberlich aus dem Heft herausschneiden und mit einem Laminiergerät jedes Teil einzeln verschweißen.

Achten Sie bei der Auswahl des richtigen Streifenbildes bitte immer darauf, ob Ihre Bewohner die noch notwendigen kognitiven Fähigkeiten besitzen, das von Ihnen ausgewählte Streifenbild auch zu vollenden. Wenn ja, legen Sie bitte Ihrem Bewohner oder Ihrer Bewohnerin die Streifenbilderteile gut erreichbar auf den Tisch – und ebenso die Streifenbildervorlage, also das Musterbild.

Achtung: Achten Sie beim Verteilen unbedingt darauf, dass jeder Bewohner auch nur Streifenbilderteile erhält, die zu seinem Musterbild gehören. Die Rückseite der Streifenbilderteile ist farblich identisch mit der Rückseite des Musterbildes.

Musterbild gelbe Rückseite = gelbe Rückseite bei den richtigen Streifenbilderteilen.

Nun kann der Lege-Spaß beginnen.

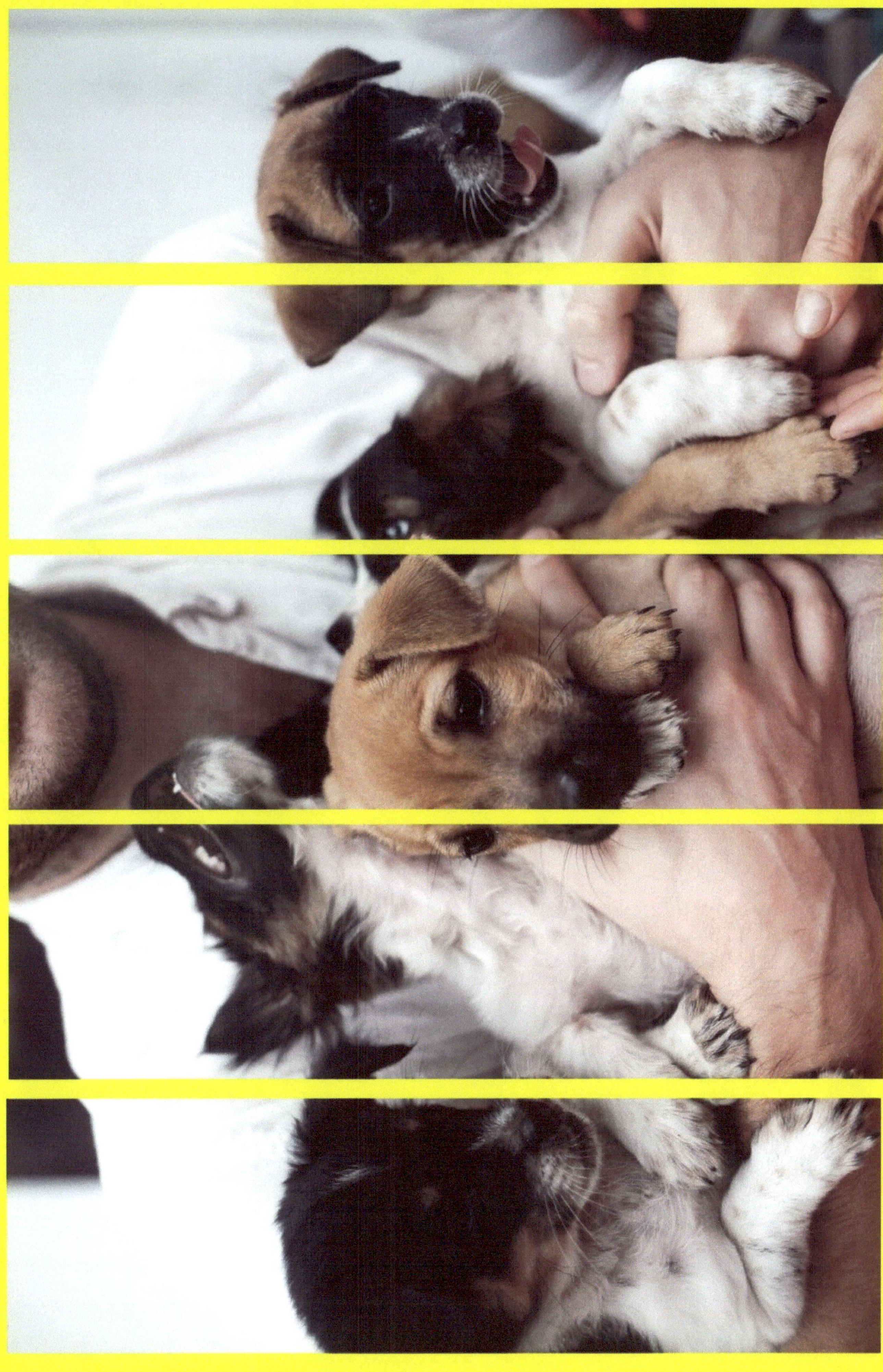

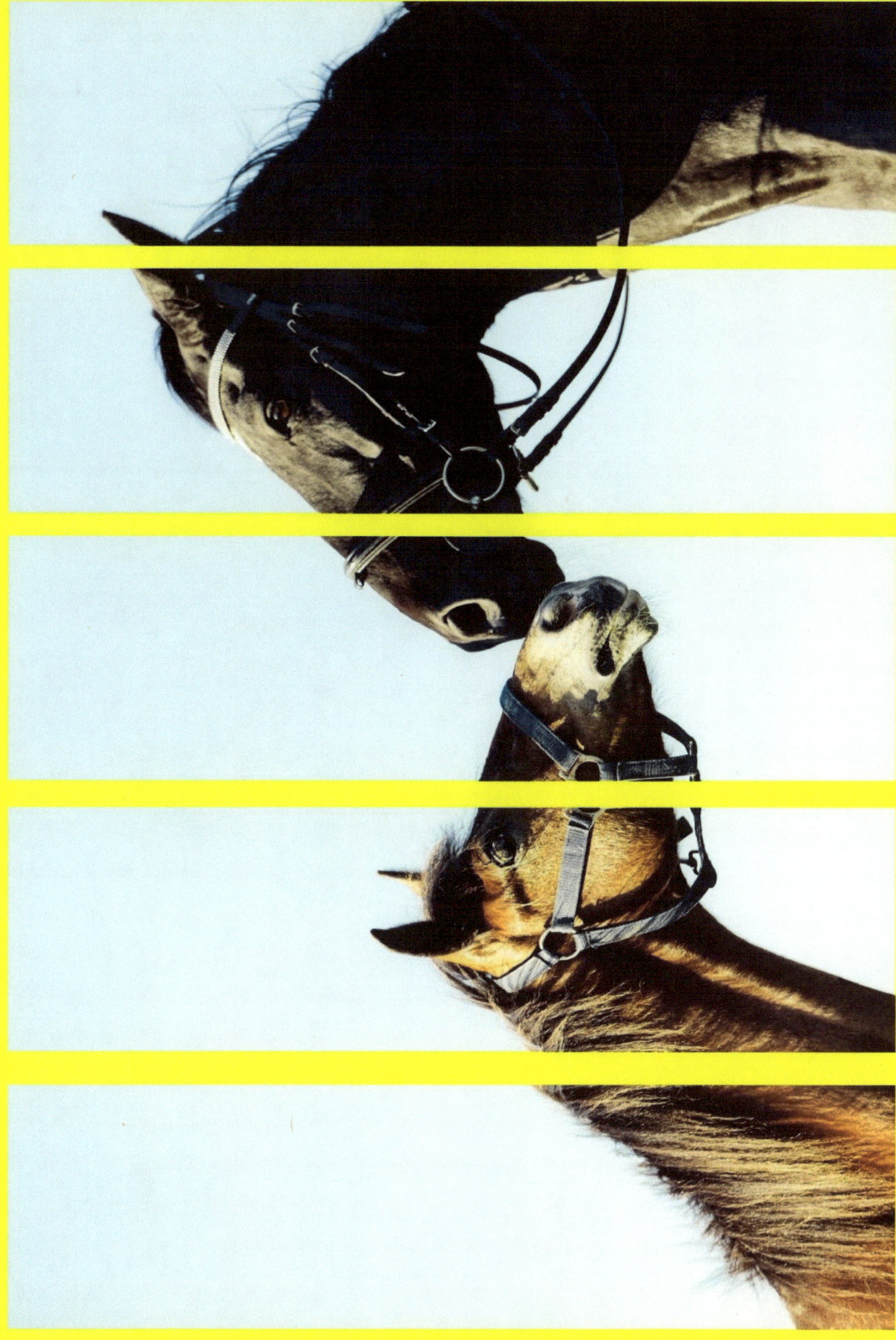

Musterbild

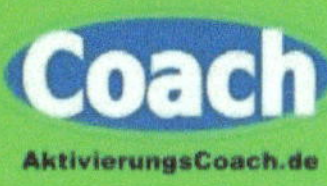
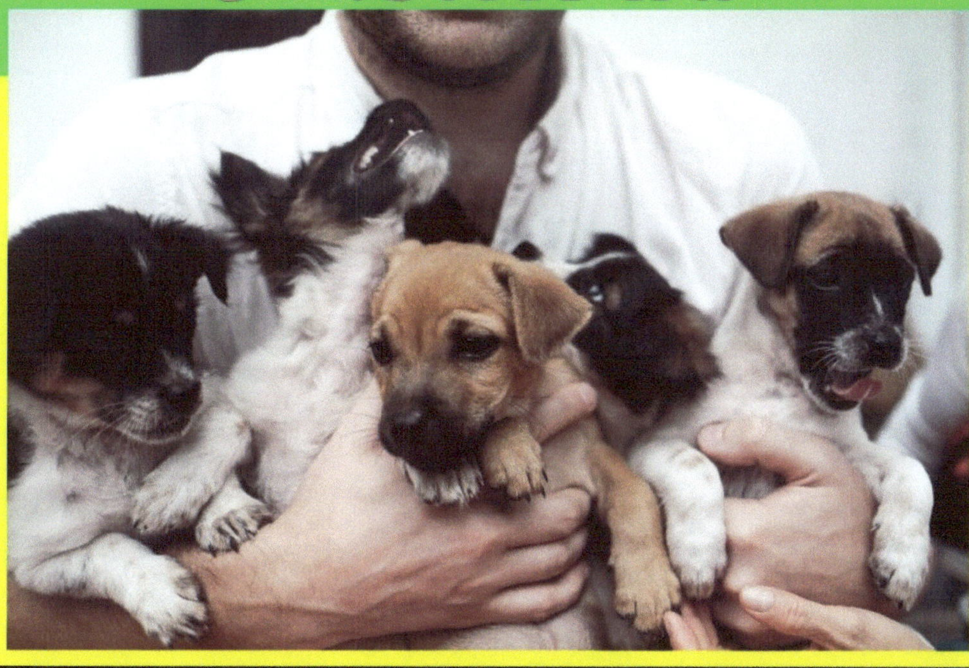

Musterbild

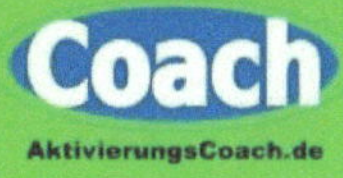
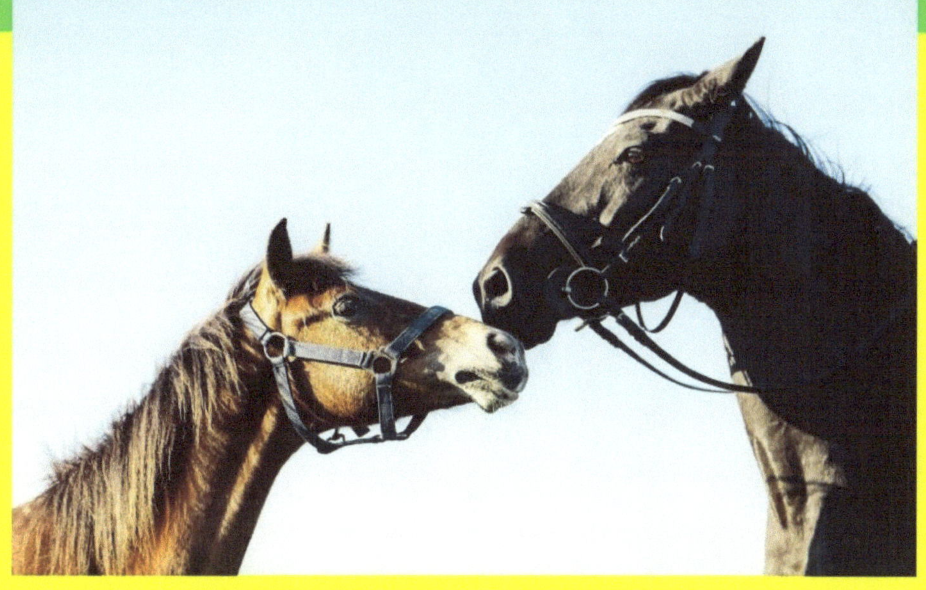

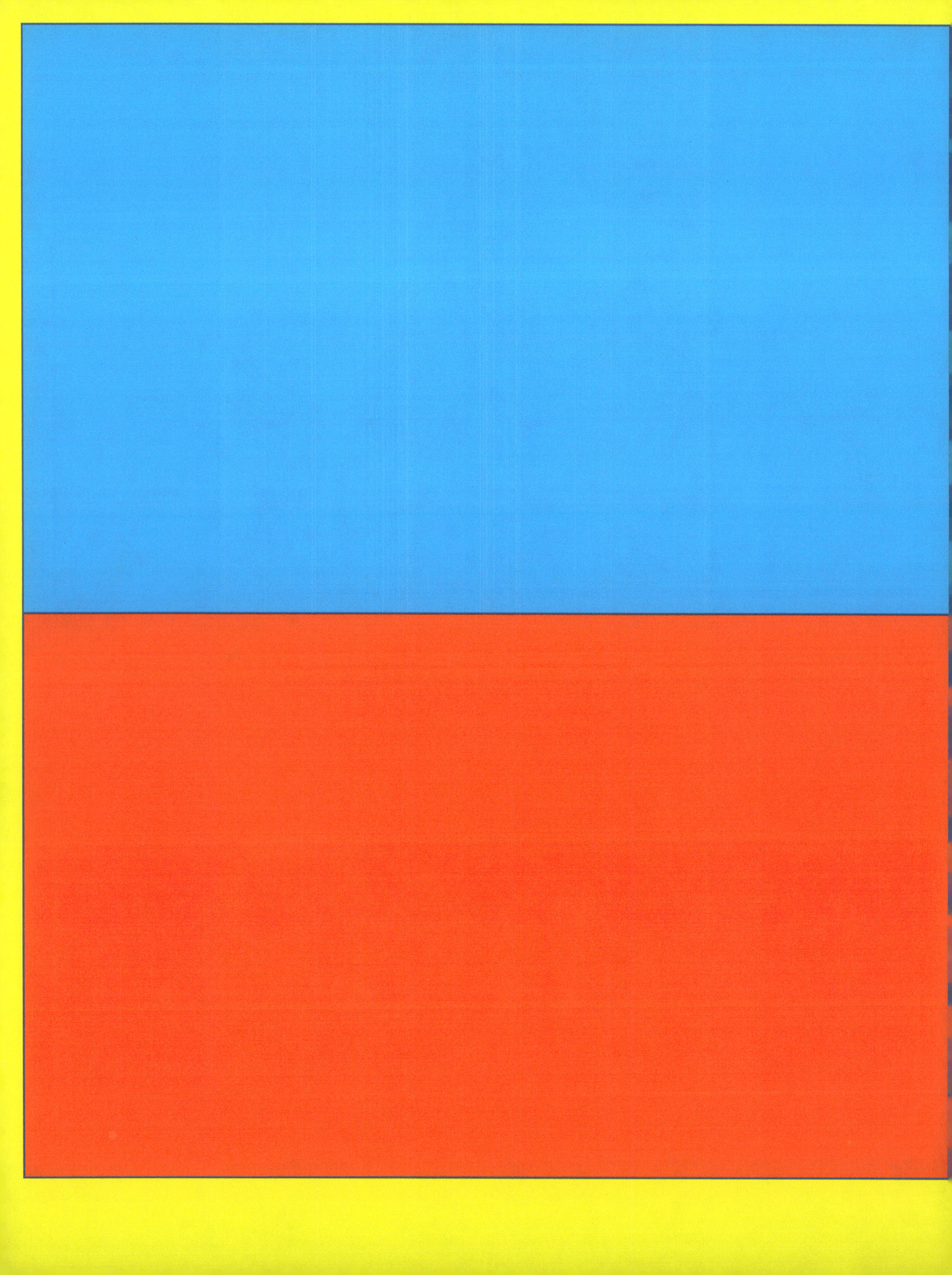

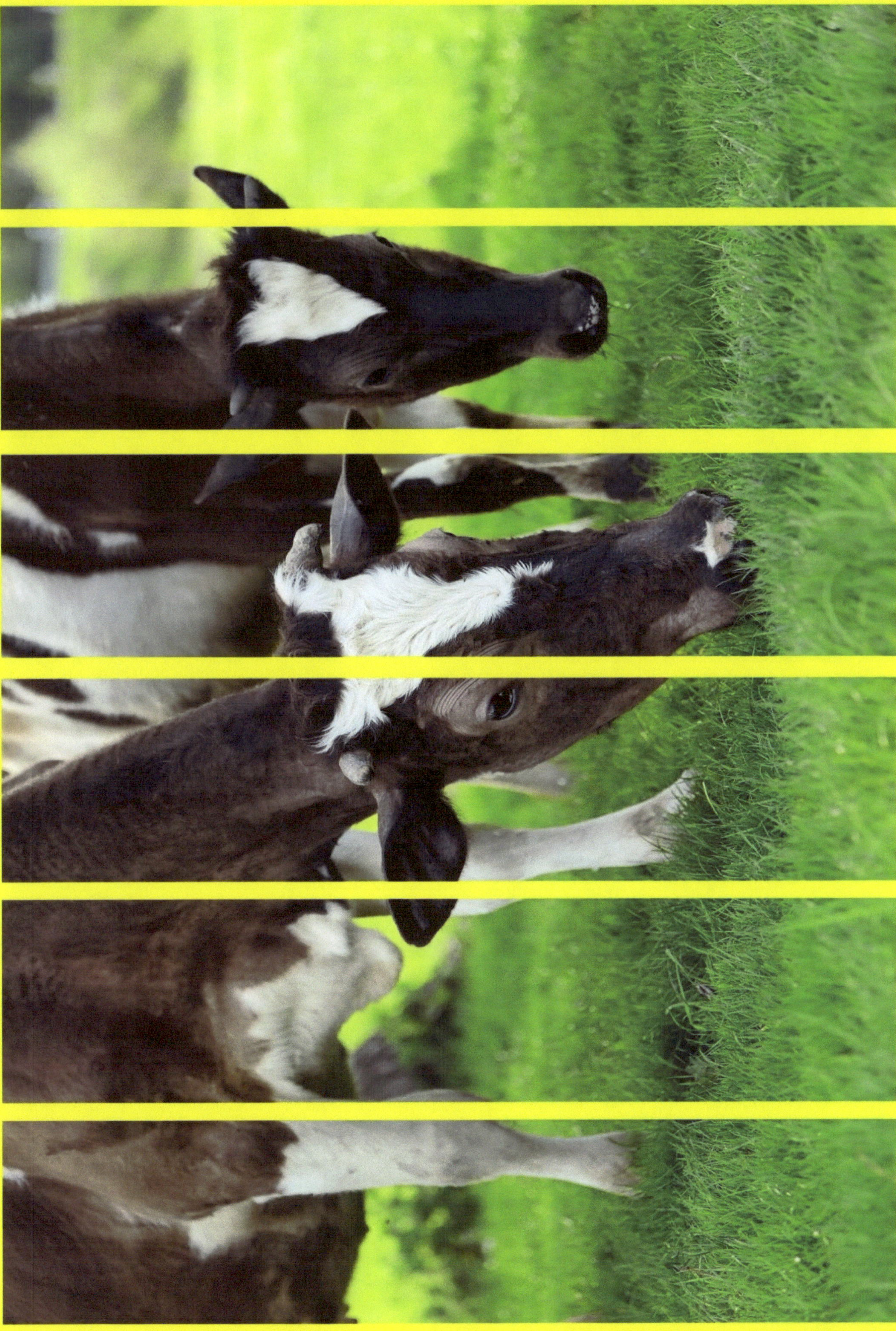

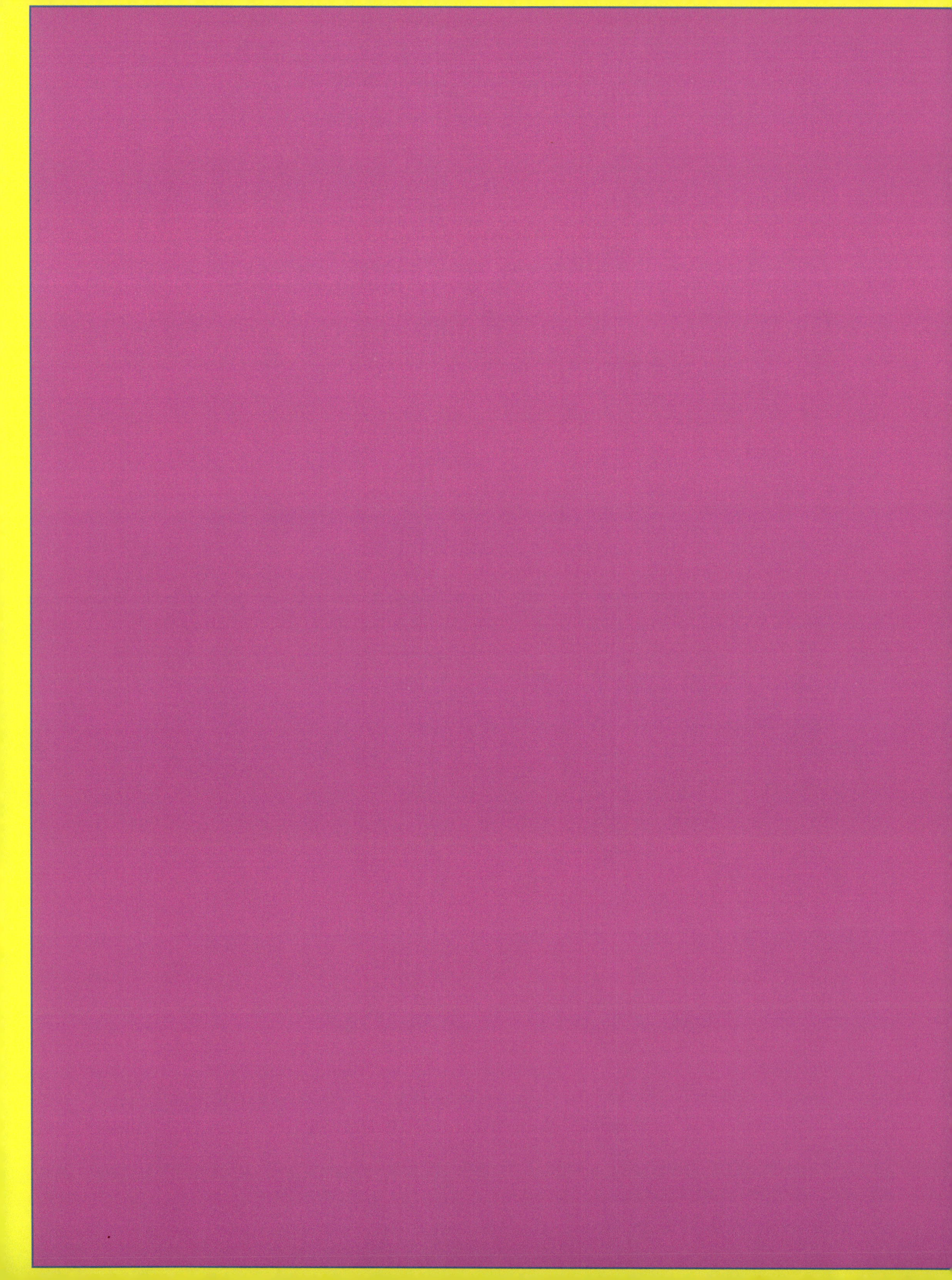

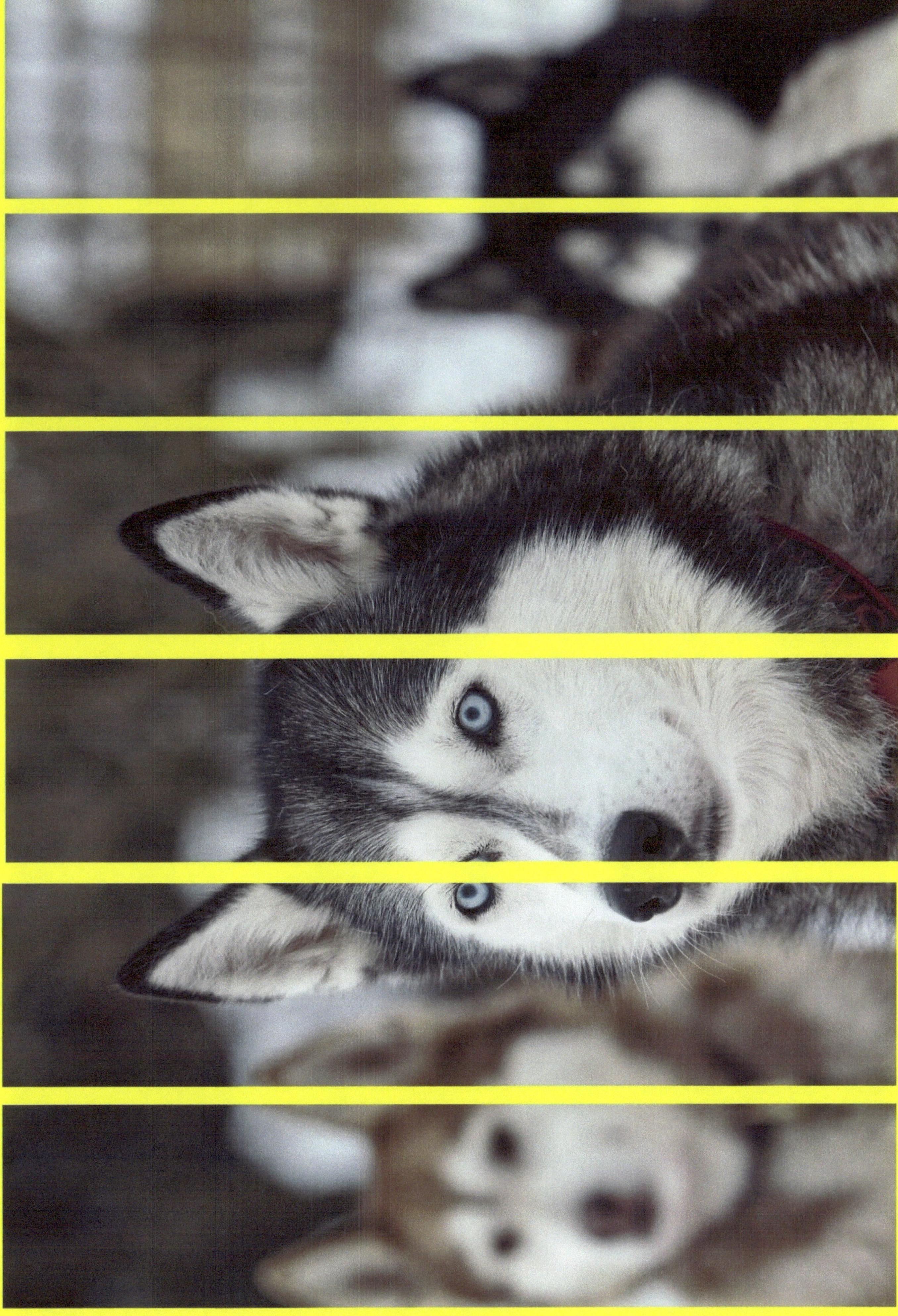

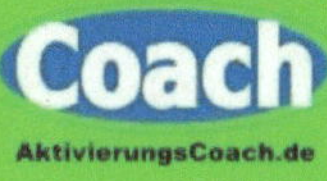

Musterbild

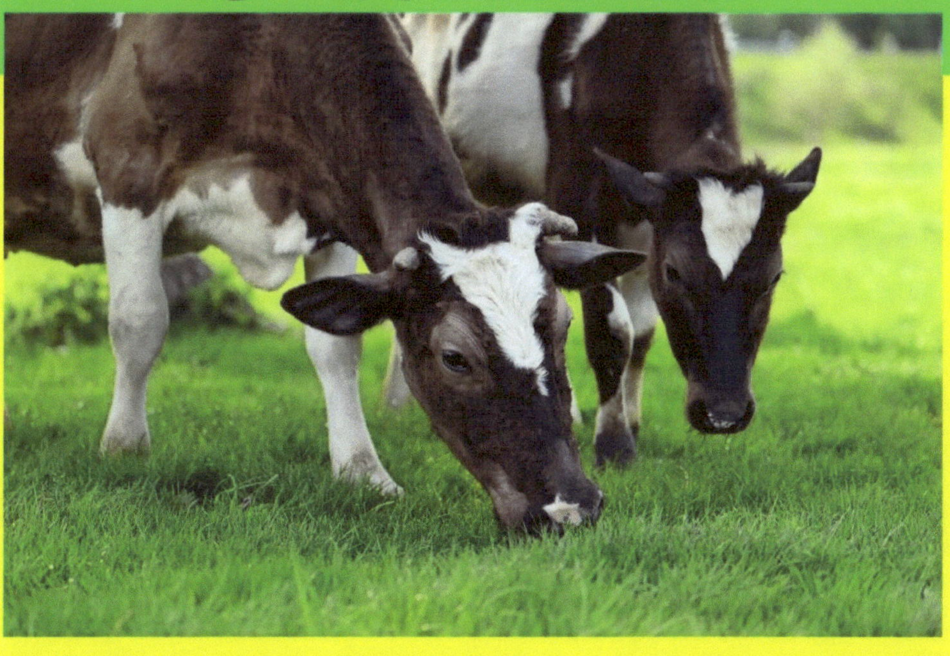

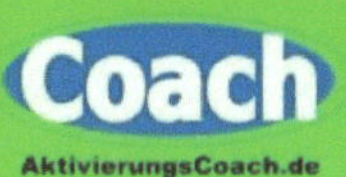

Musterbild

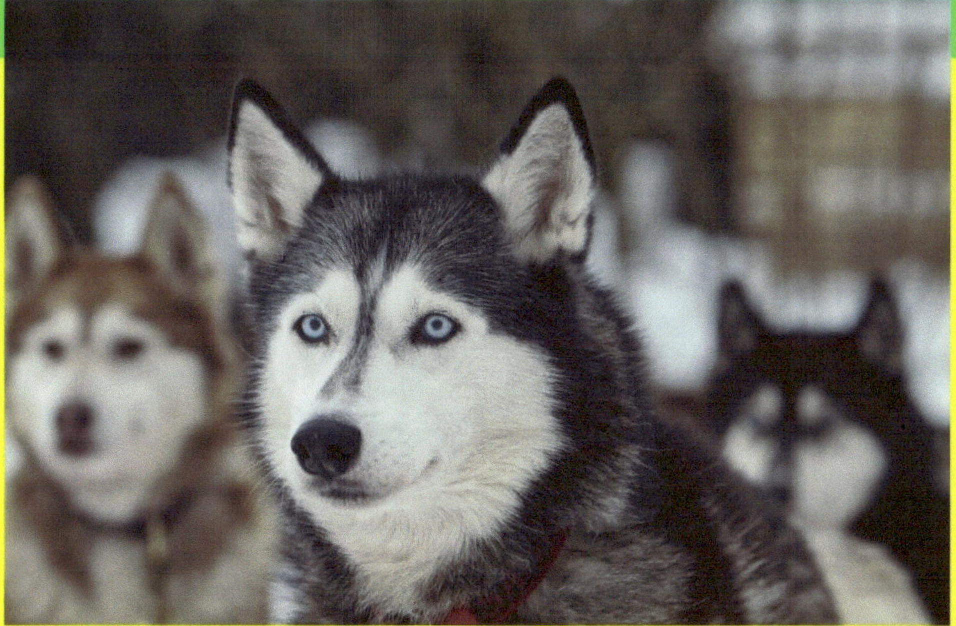

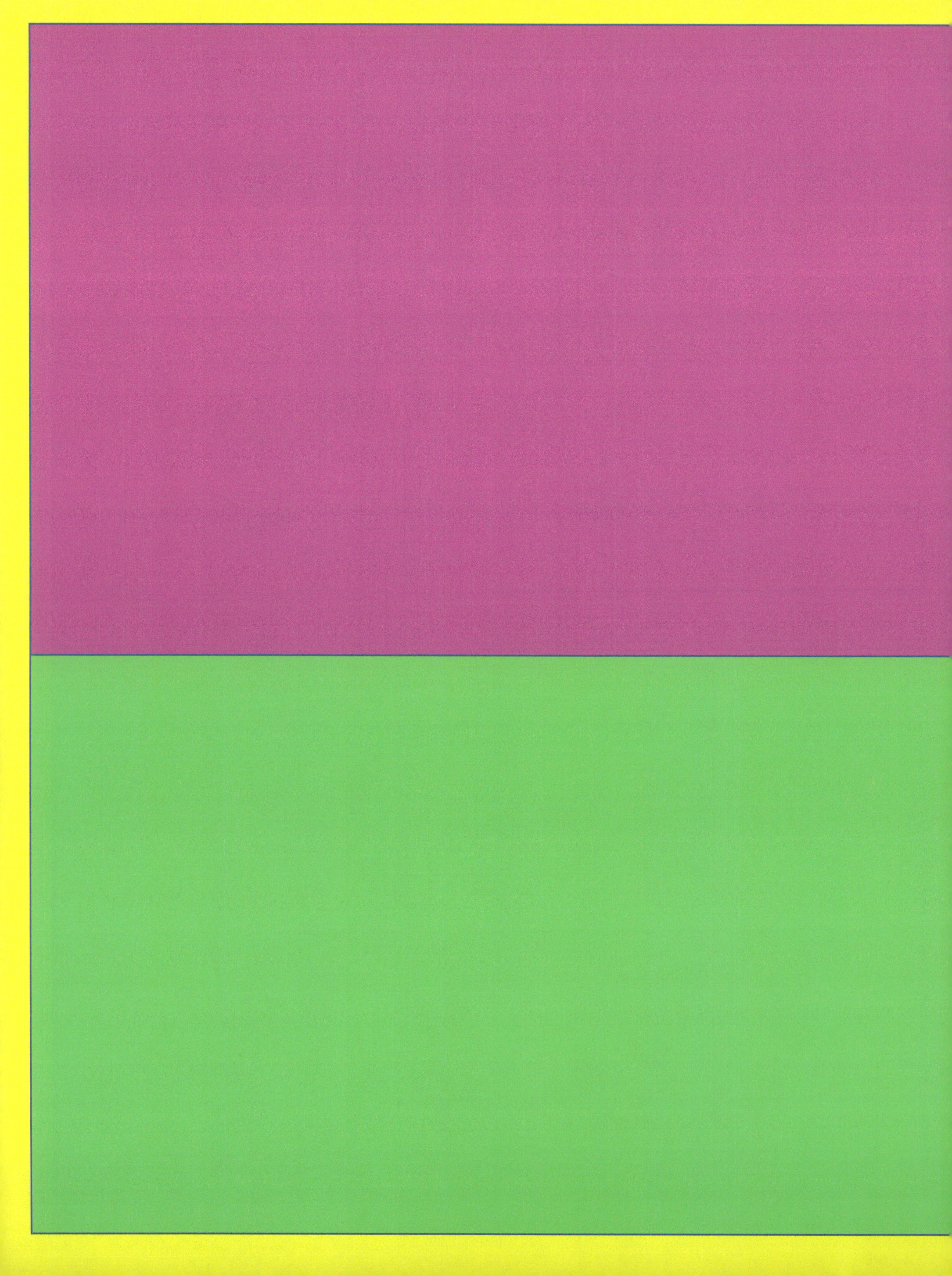

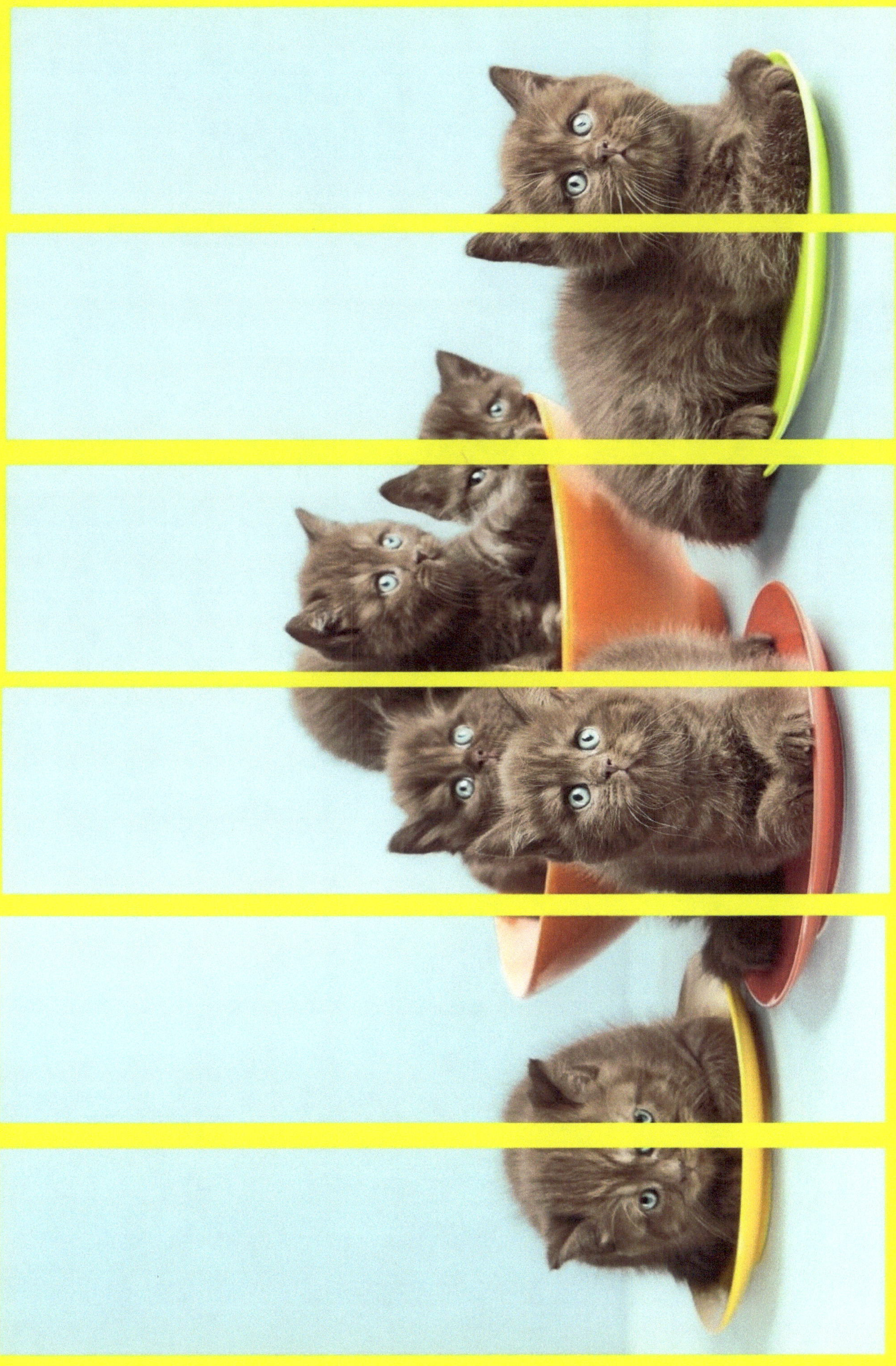

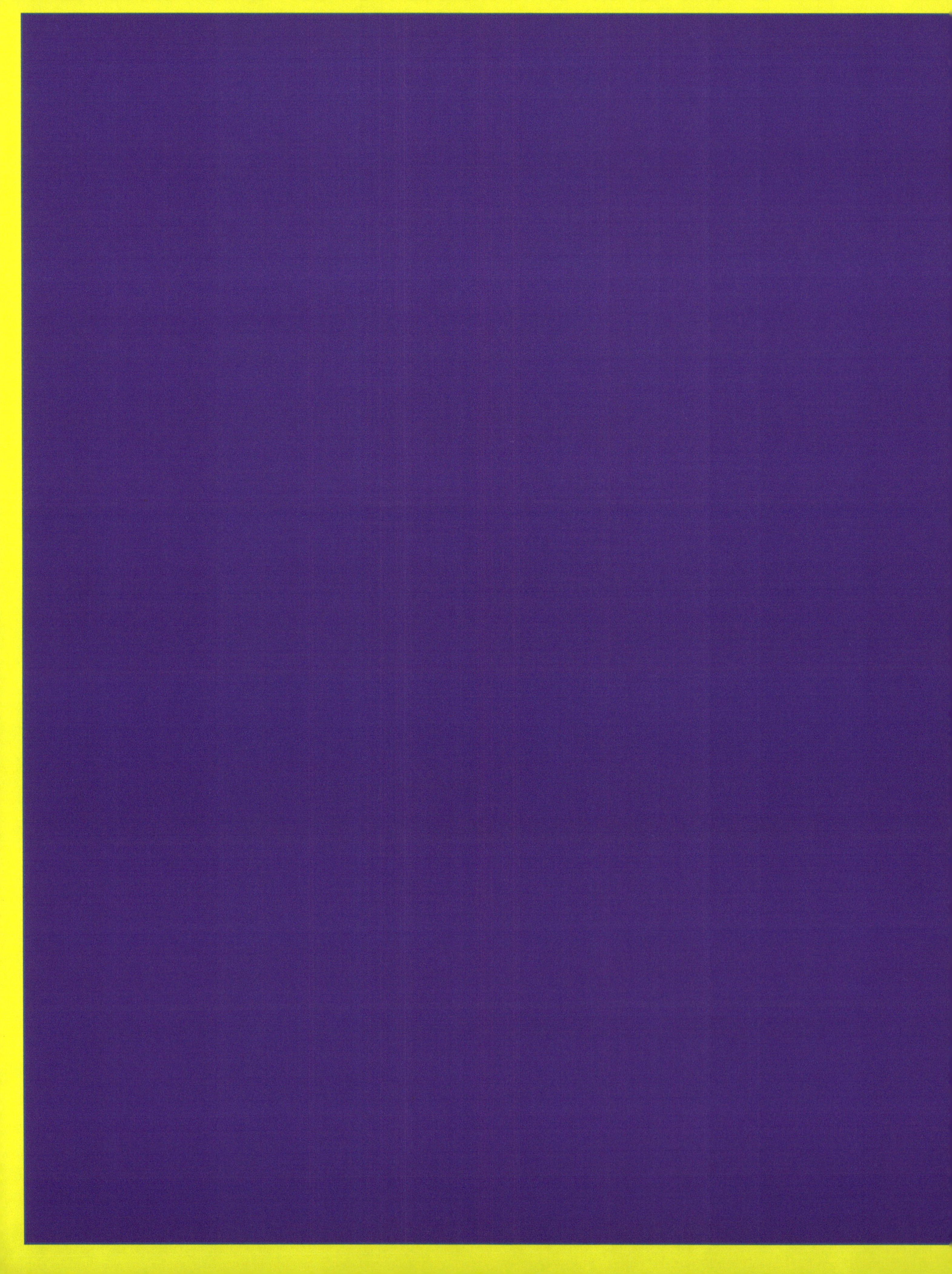

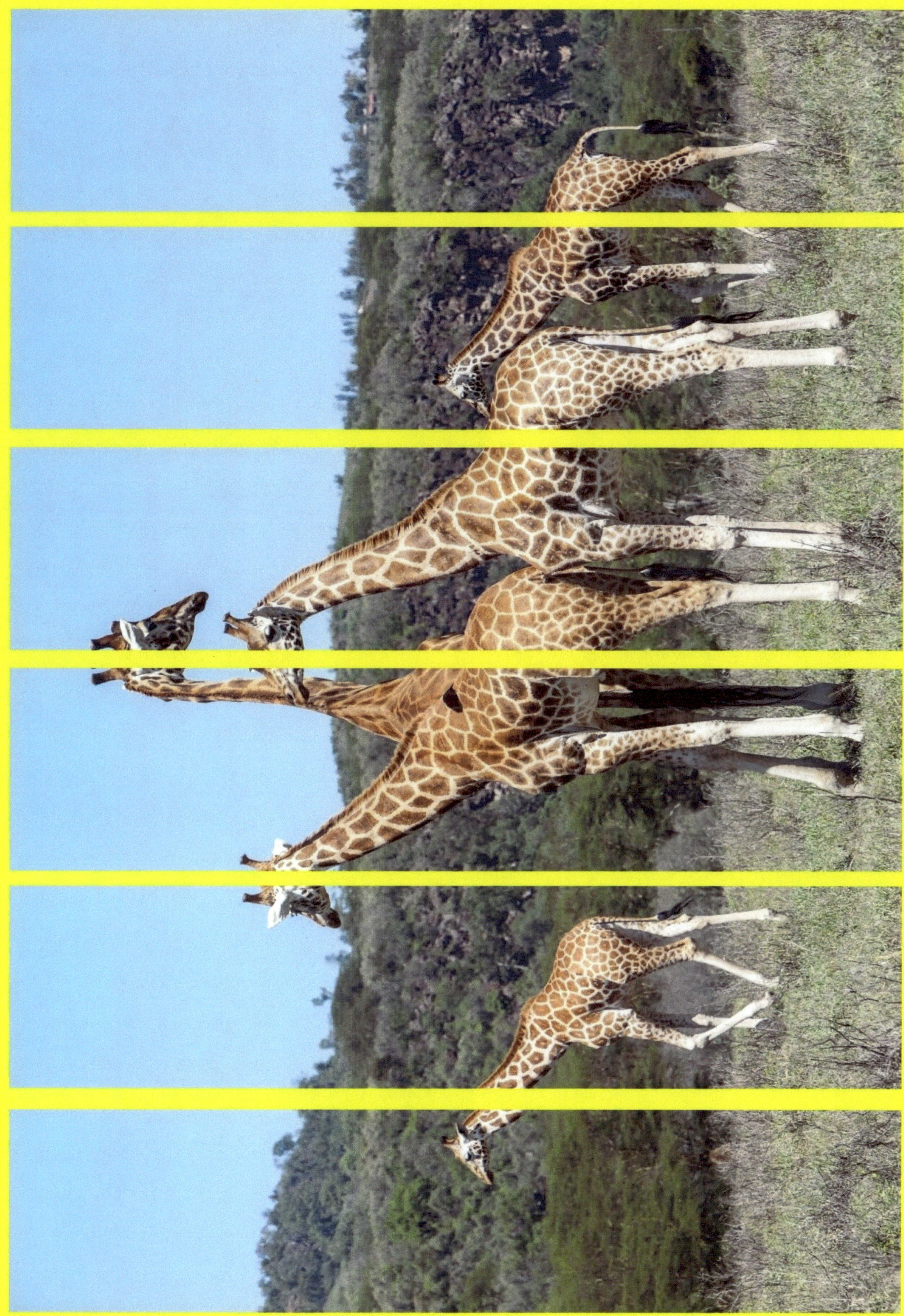

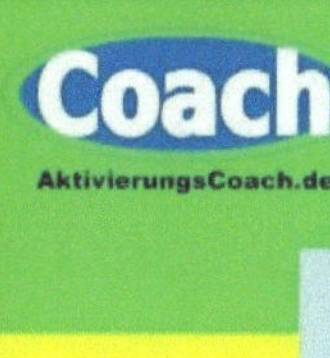

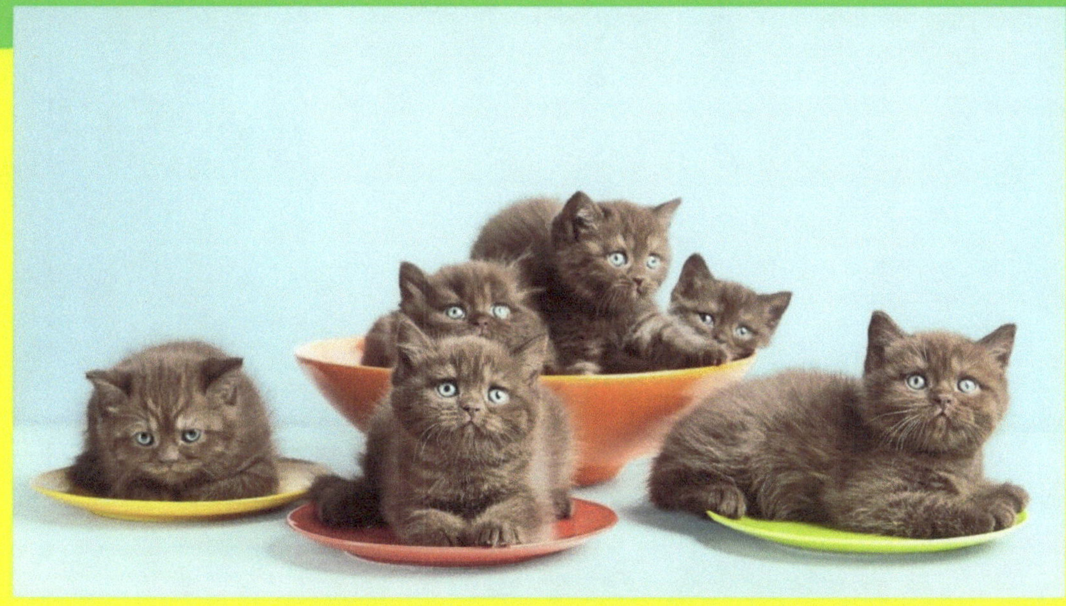

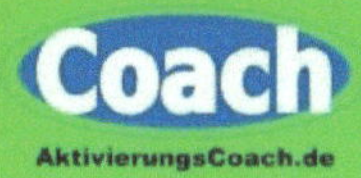

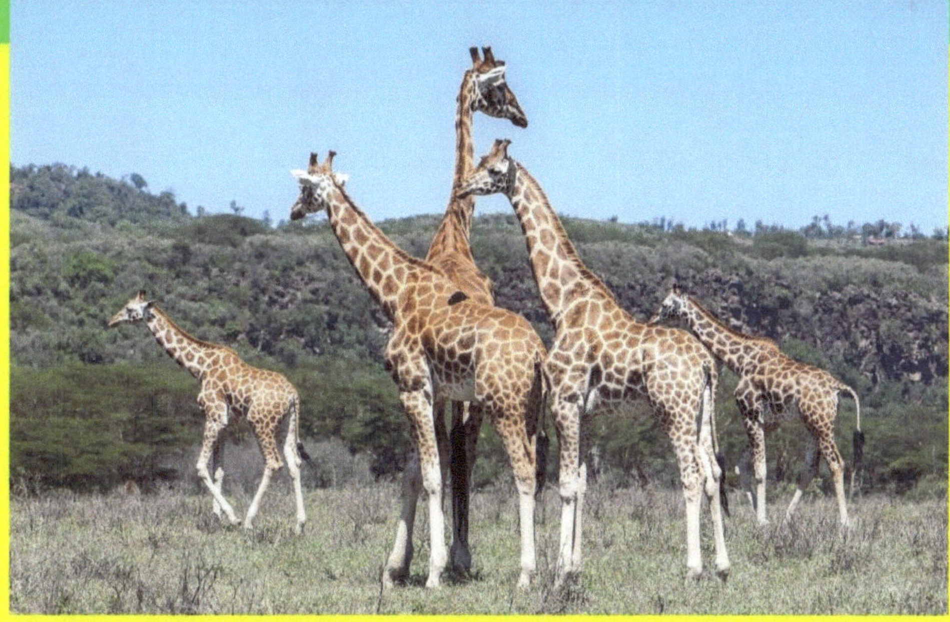

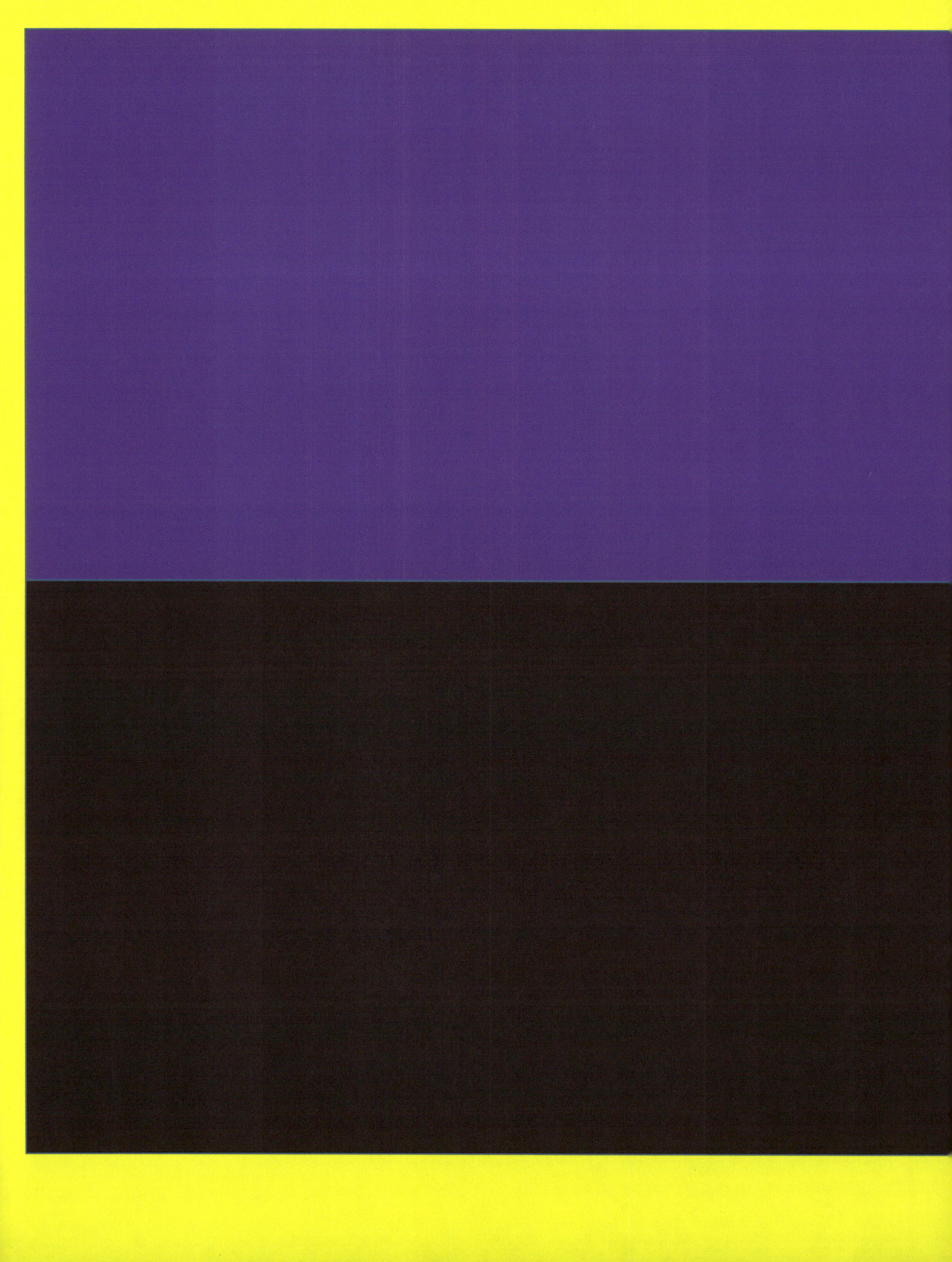

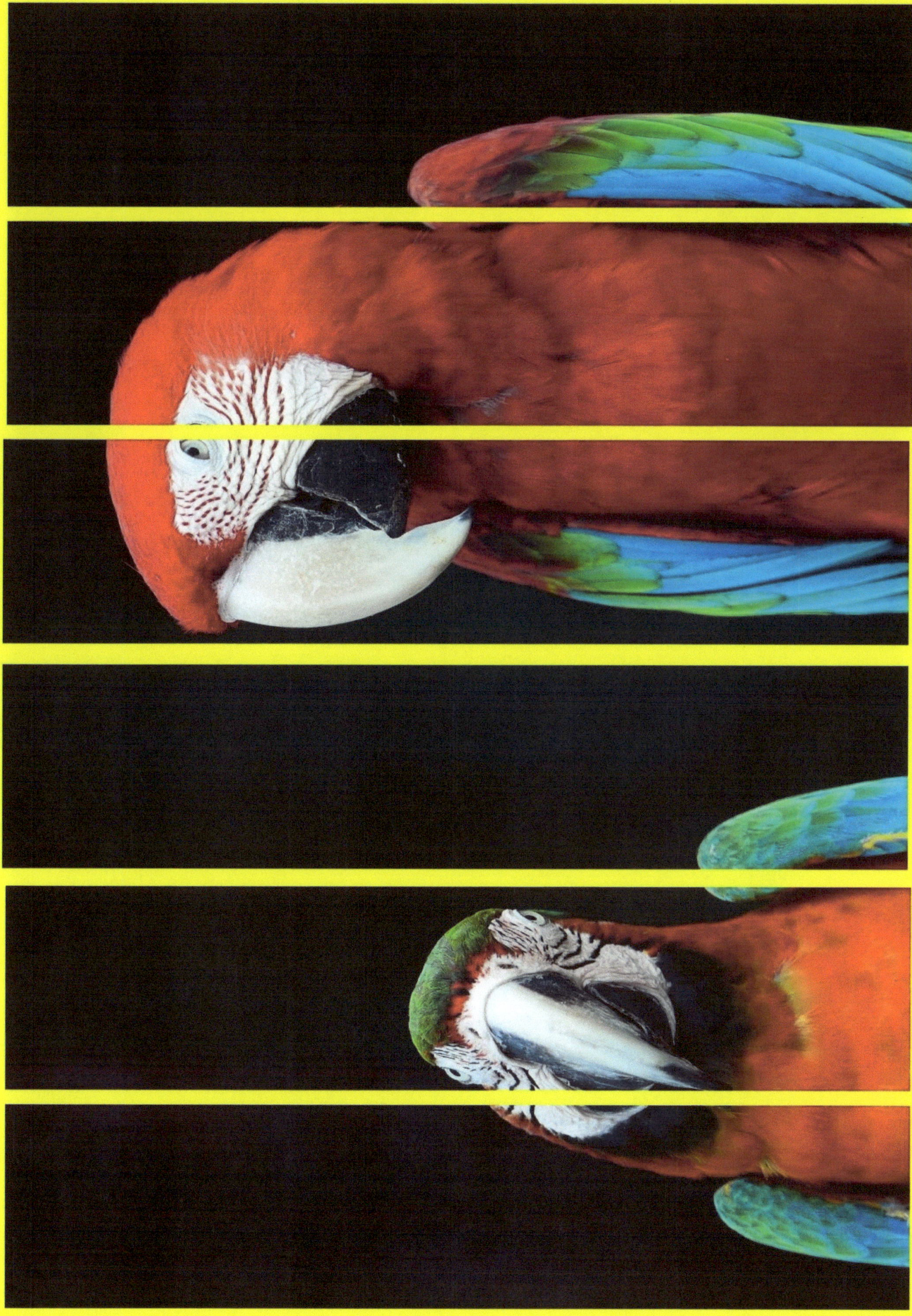

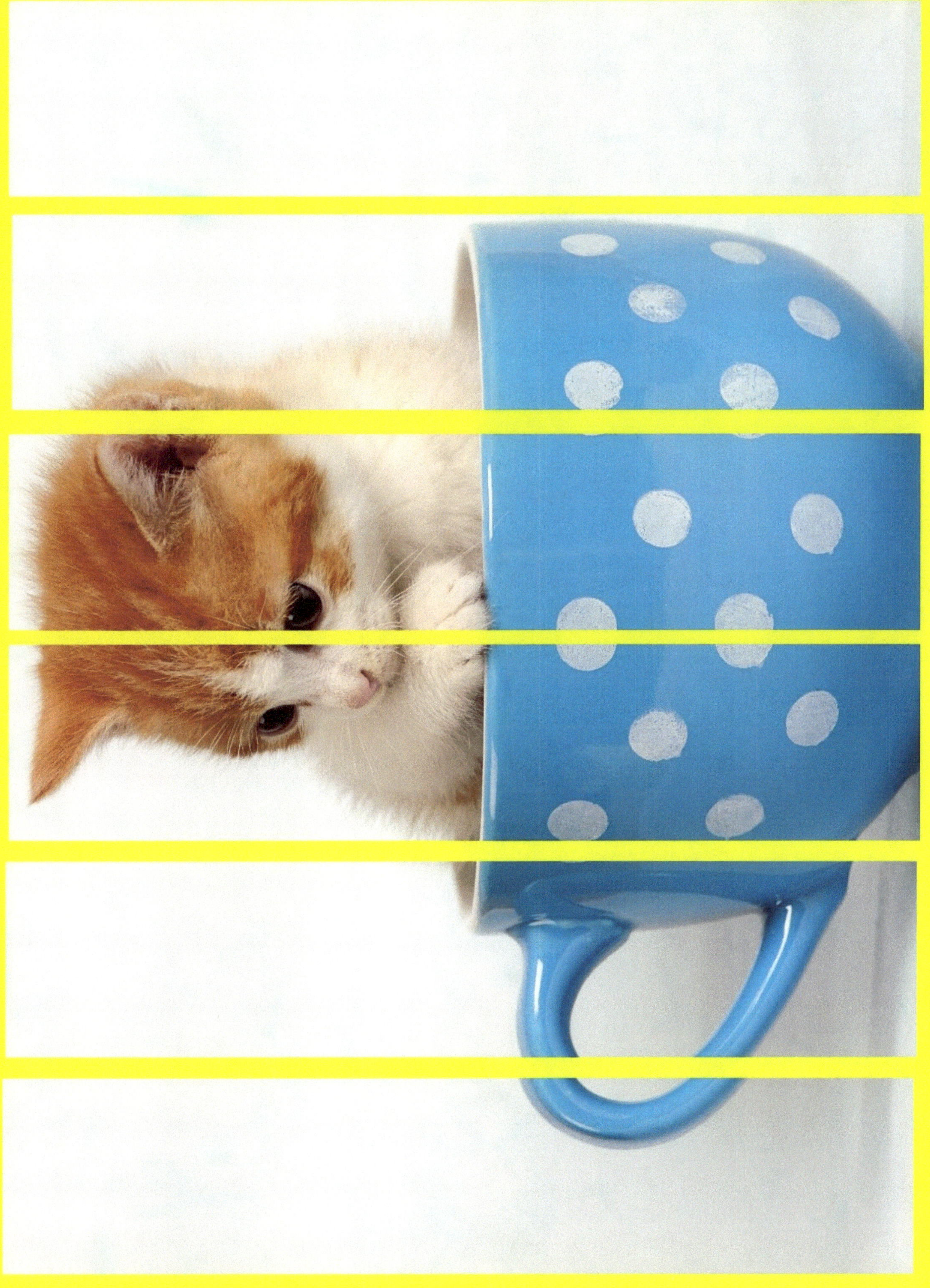

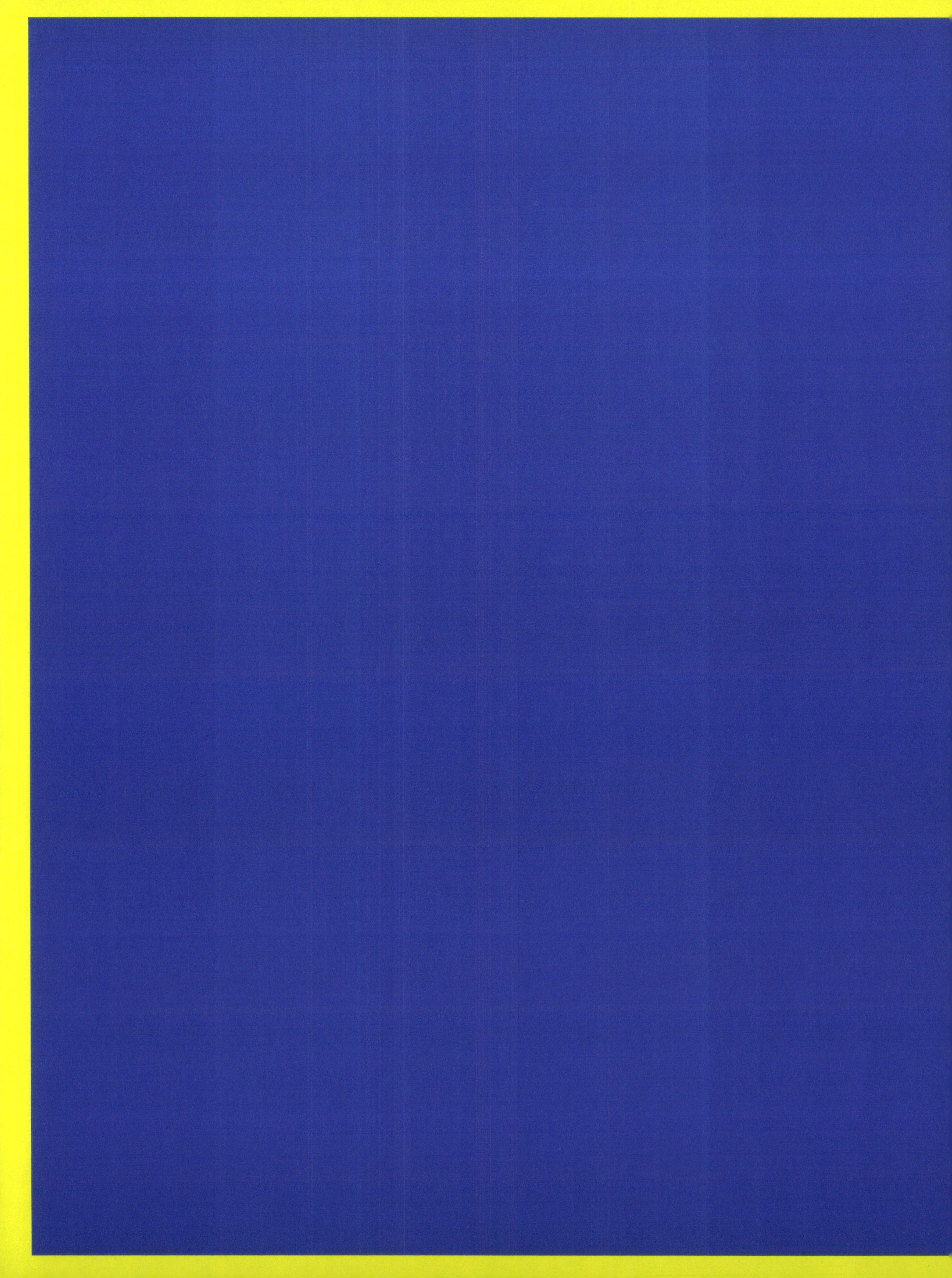

Coach
AktivierungsCoach.de

Musterbild

Coach
AktivierungsCoach.de

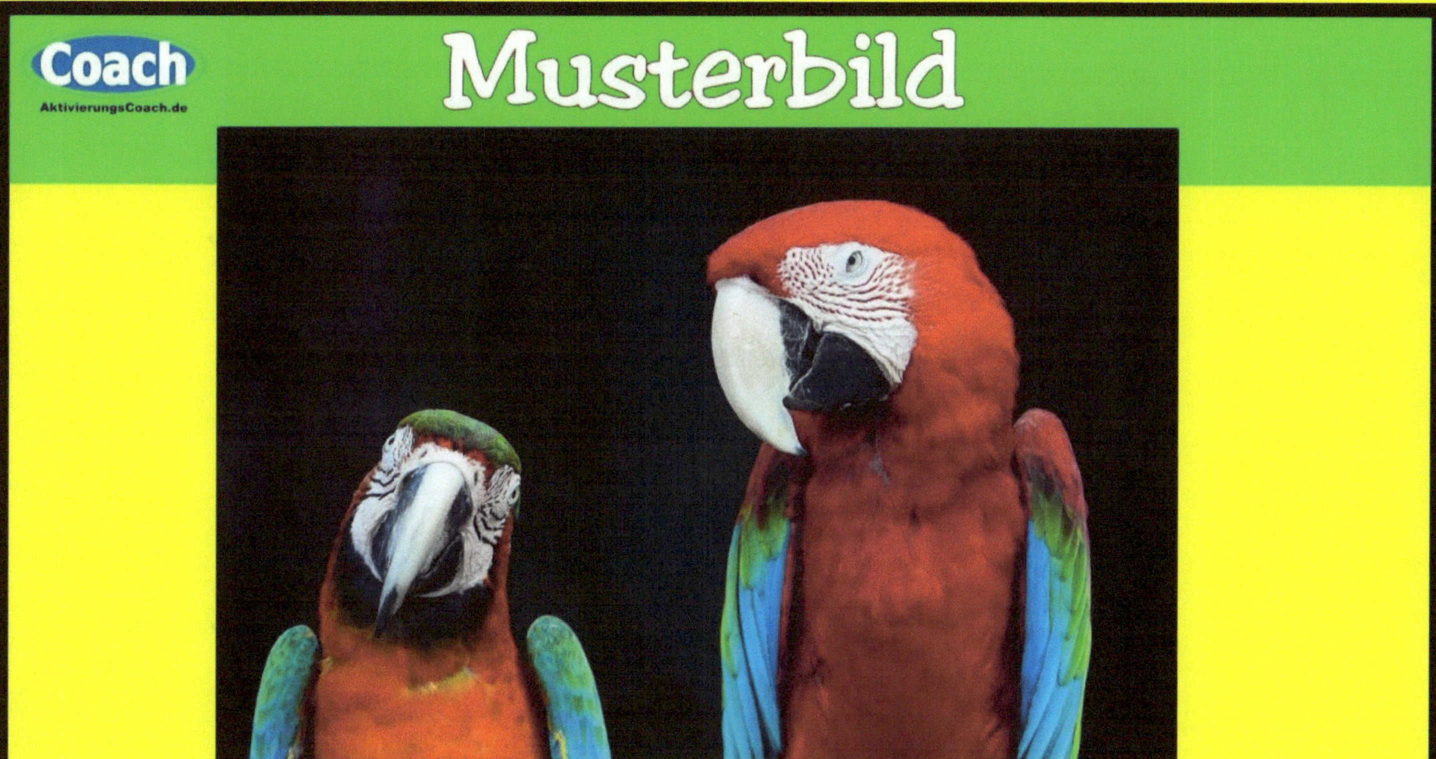

Musterbild

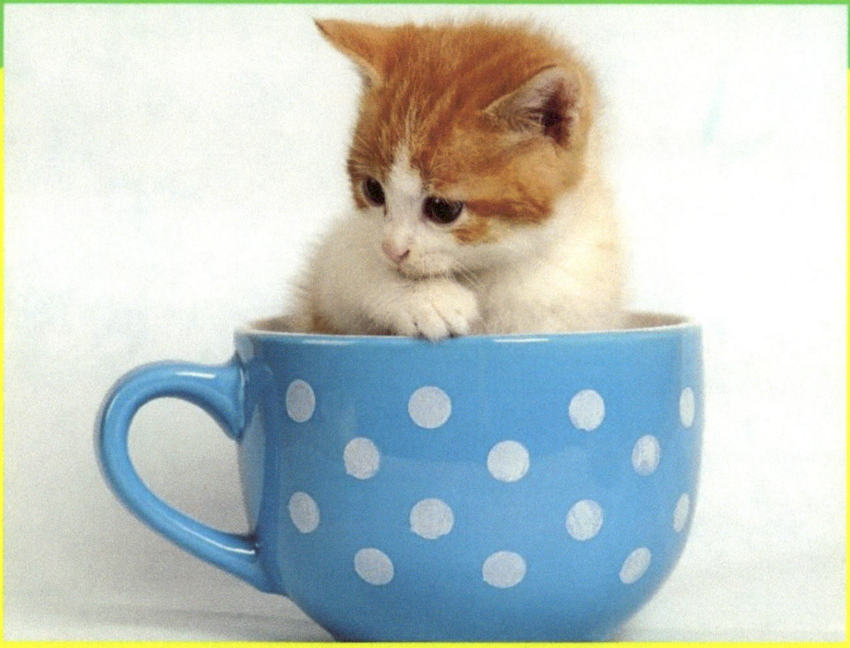

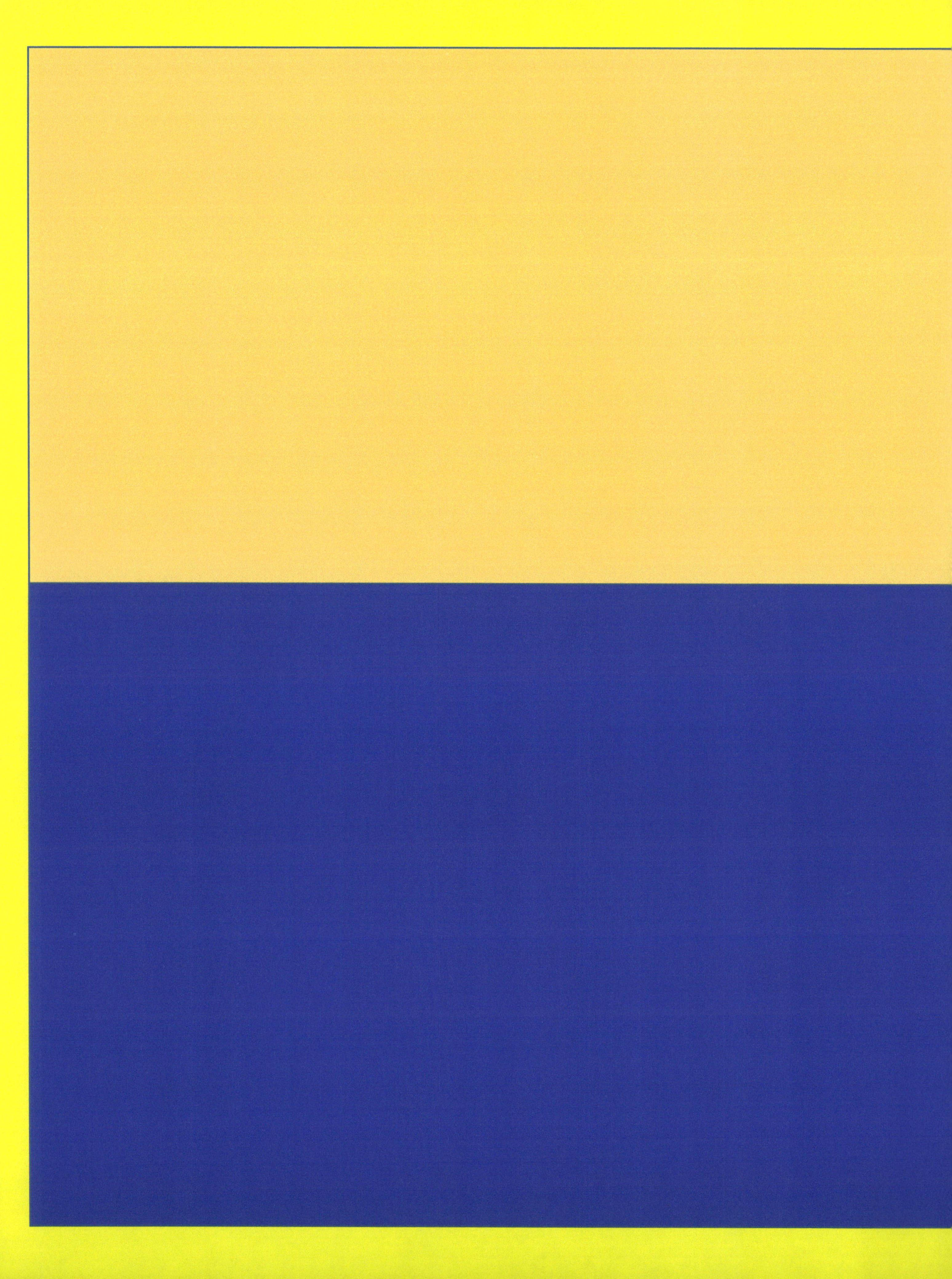